Das komplette Sous Vide Kochbuch

Eine Anleitung Für Einsteiger Mit 50 Einfachen, Leckeren Und Preiswerten Sous Vide Rezepten Für Die Ganze Familie

Charlotte Green - Achim Krause

Herausgebers nicht ändern, verteilen, verkaufen, verwenden, zitieren oder umschreiben.

Hinweis auf den Haftungsausschluss:

Bitte beachten Sie, dass die in diesem Dokument enthaltenen Informationen nur zu Bildungs- und Unterhaltungszwecken dienen. Alle Anstrengungen wurden unternommen, um genaue, aktuelle und zuverlässige und vollständige Informationen zu präsentieren. Es werden keine Garantien jeglicher Art erklärt oder impliziert. Die Leser erkennen an, dass der Autor sich nicht an der rechtlichen, finanziellen, medizinischen oder professionellen Beratung beteiligt. Der Inhalt dieses Buches wurde aus verschiedenen Quellen abgeleitet. Bitte wenden Sie sich an einen lizenzierten Fachmann, bevor Sie die in diesem Buch beschriebenen Techniken ausprobieren.

Mit der Lektüre dieses Dokuments erklärt sich der Leser damit einverstanden, dass der Autor unter keinen Umständen für direkte oder indirekte Verluste verantwortlich ist, die durch die Verwendung der in diesem Dokument enthaltenen Informationen entstehen, einschließlich, aber nicht beschränkt auf Fehler, Auslassungen oder Ungenauigkeiten.

Inhaltsverzeichnis

Frühstück

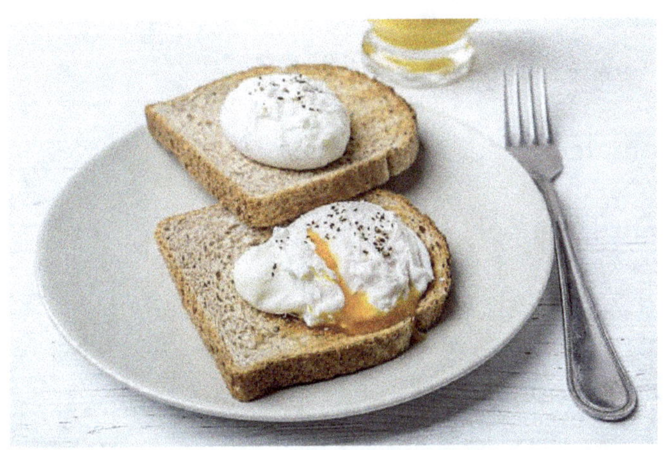

Auberginen parmesan

Zubereitungszeit: 5 Minuten, Kochzeit: 1 Stunde, Portionen: 2

Zutaten:

•1 große Aubergine, in Scheiben geschnitten

•2 große Eier, geschlagen

•1/4 Tasse Parmesankäse, gerieben

•1 Tasse, Tomatensauce

•1/2 Tasse, Brotkrümel

•   1/3 Tasse, weißes Mehl

•4 Esslöffel Olivenöl

•Salz/Pfeffer

Wegbeschreibungen:

1.Bereiten Sie Ihr Sous Vide Wasserbad vor, indem Sie den Tauchzirkulator anbringen und die Temperatur auf 183oF einstellen.

2.Stellen Sie die Auberginen auf Wasser, kneifen Sie mit einer Gabel und lassen Sie sie ihre Bitterkeit im Wasser für 10

Minuten freisetzen. Abtropfen lassen, mit Salz, Pfeffer

abschmecken und beiseite stellen.

3.Stellen Sie die Auberginenscheiben in 2-3 Beutel und

verteilen Sie sie, während diese flach liegen. Versiegeln Sie mit

der Wasserverschiebungsmethode oder der

Vakuumversiegelung (während Sie den Beutel horizontal

platzieren, damit Auberginen nicht übereinander liegen).

4.Tauchen Sie ins Wasser und lassen Sie für 40 Minuten

kochen.

5.In drei getrennten kleinen Schalen, teilen Sie die

geschlagenen Eier, die Brotkrumen und das Mehl. Alles mit

Salz und Pfeffer abschmecken.

6.Sobald die Auberginen gekocht sind, tauchen Sie jede

Scheibe in das Mehl, dann in die Eier und dann in die

Brotkrumenmischung.

7.Erhitzen Sie das Olivenöl in einer mittleren Pfanne (bei

mittlerer Hitze) und legen Sie die panierten

Auberginenscheiben. Kochen Sie für 2-3 Minuten auf jeder Seite, oder bis goldbraun.

8.Die Auberginen in eine Backform oder einen Pyrex geben und über die Tomatensauce und den geriebenen Mozzarella-Käse gießen.

9.Pop diese in den Ofen und kochen für 15-20 Minuten (oder bis Käse geschmolzen ist)

10.Serve heiß

Ernährung: Kalorien 679,9, Kohlenhydrate 66,5 g, Fette 39,1 g, Protein 15,5 g

Sous Vide Balsamico Zwiebeln

Zubereitungszeit: 3 Minuten, Kochzeit: 2 Stunden, Portionen: 2

Zutaten:

•2 mittelgroße weiße Zwiebeln, in Scheiben geschnittene julienne

•1 EL Balsamico-Essig

•2 EL brauner Zucker

•2 EL Olivenöl

•Salz/Pfeffer nach Geschmack

Wegbeschreibungen:

1.Bereiten Sie Ihr Sous Vide Wasserbad vor, indem Sie den Tauchzirkulator anbringen und die Temperatur auf 185oF einstellen.

2.Mischen Sie die Zwiebeln mit den restlichen Zutaten in einem verschließbaren Plastikbeutel und Versiegeln mit einem Vakuumversiegelung oder der Wasserverschiebungsmethode.

3.Tauchen Sie in das Badewasser und lassen Sie Kochen für 2 Stunden.

4.Entfernen, in ein Maurerglas geben, abkühlen und bis zu 12 Stunden vor dem Servieren im Kühlschrank aufbewahren.

Ernährung: Kalorien 186,7, Kohlenhydrate 15,5 g, Fette 13,5 g, Protein 0,8 g

Sous Vide Kurkuma und Cumin Tofu

Zubereitungszeit: 5 Minuten, Kochzeit: 2 Stunden, Portionen:

4

Zutaten:

•1 Packung, fester Tofu, entwässert und auf 1/2 Zoll dicke

Stücke geschnitten

•3 Nelken, Knoblauch, Hackfleisch

•1 EL, Kurkuma

•1 TL, Kreuzkümmel

•2 EL, Limette

•3 Esslöffel Olivenöl

•Kosher Salz/Pfeffer

Wegbeschreibungen:

1.Bereiten Sie Ihr Sous Vide Wasserbad vor, indem Sie den Tauchzirkulator anbringen und die Temperatur auf 180oF einstellen.

2.Ordnen Sie die Tofu-Stücke auf einer flachen Oberfläche (Sie können ein Backblech verwenden) und legen Sie auf den Kühlschrank für 15 Minuten.

3.In eine kleine Schüssel, kombinieren Sie alle anderen Zutaten, um eine Marinade zu machen.

4.Nehmen Sie die Tofu-Stücke aus dem Kühlschrank und tauchen Sie in die Marinade, um sicherzustellen, dass alle Stücke gut beschichtet sind.

5.Übertragen Sie den marinierten Tofu auf einen verschließbaren Beutel (flach liegend) und versiegeln Sie mit einem Vakuumversiegelungs- oder Wasserverdrängungsverfahren.

6.Tauchen Sie in das Wasserbad und lassen Sie für 2 Stunden kochen.

7.Nehmen Sie aus dem Beutel sorgfältig und dienen, wie es ist

oder mit Salat oder Roca Blätter als Garnitur.

Ernährung: Kalorien 220, Kohlenhydrate 5,4 g, Fette 16,9 g,

Protein 11,7 g

Knoblauchpilze mit Trüffelöl

Zubereitungszeit: 5 Minuten, Kochzeit: 1 Stunde, Portionen: 2

Zutaten:

• 10 Medien bis große Knopfpilze

• 2 Nelken, Knoblauch, hackfleisch

• 3 EL Olivenöl

• 2 EL Trüffelöl

• 1 EL frischer Thymian, gehackt

• Salz/Pfeffer

Wegbeschreibungen:

1. Bereiten Sie Ihr Sous Vide Wasserbad vor, indem Sie den Tauchzirkulator anbringen und die Temperatur auf 185oF einstellen.

2. Mischen Sie das Olivenöl mit dem Trüffelöl und den restlichen Zutaten. Fügen Sie die Pilze hinzu und stellen Sie sicher, dass sie gut mit der Ölmischung beschichtet sind.

3.Legen Sie die Pilze in einen verschließbaren Plastikbeutel und Versiegelung mit einem Vakuumversiegelung oder der Wasserverschiebung Methode.

4.Platz in das Wasserbad und kochen für 1 Stunde.

5.Sobald die Pilze gekocht sind, aus dem Beutel entfernen, abtropfen lassen und in einer Grillpfanne zum Sear, bis goldbraun.

6.Serve heiß und garnieren optional mit etwas zusätzlichem Thymian auf der Oberseite.

Ernährung: Kalorien 330, Kohlenhydrate 4,4 g, Fette 34,1 g, Protein 1,5 g

Knoblauch & Ingwer Schweinefleisch Kebobs

Zubereitungszeit: 30 Minuten

Kochzeit: 4 Stunden

Portionen: 4

Zutaten:

•1 Pfund knochenlose Schweineschulter in 1-Zoll-Stücke geschnitten

•1 Esslöffel koscheres Salz

•1 Esslöffel Gehacktsalz

•1 Esslöffel gehackter frischer Ingwer

•1 Esslöffel Knoblauch, gehackt

•1 Teelöffel Kreuzkümmel

•1 Teelöffel Koriander

•1 Teelöffel Knoblauchpulver

•1 Teelöffel brauner Zucker

•1 Teelöffel frisch gemahlener schwarzer Pfeffer

Wegbeschreibungen:

1.Bereiten Sie das Sous Vide Wasserbad mit Ihrem Tauchzirkulator vor und erhöhen Sie die Temperatur auf 150 Grad Fahrenheit.

2.Reiben Sie das Schweinefleisch mit Salz, Knoblauch, Ingwer, Kreuzkümmel, Koriander, Knoblauchpulver, Pfeffer und braunem Zucker und übertragen Sie in einen wiederverschließbaren Beutel.

3.Seal mit der Tauchmethode und kochen für 4 Stunden.

4.Erhitzen Sie den Grill auf mittlere hohe Hitze und entfernen Sie das Schweinefleisch aus der Tasche, sobald das Kochen fertig ist, durchbohren Sie es in Spieße.

5.Grill für 3 Minuten, bis rundherum gebräunt

6.Serve!

Ernährung: Kalorien 334, Fett 33, Ballaststoffe 3, Kohlenhydrate 14, Protein 7

Momofuku Brüssel

Zubereitungszeit: 20 Minuten , Kochzeit: 40 Minuten ,

Portionen: 2

Zutaten:

•2 Pfund Rosenkohl mit Stielen getrimmt und in die Hälfte

schneiden

•2 1/4 Esslöffel, natives Olivenöl extra

•1/4 Teelöffel koscheres Salz

•1/4 Tasse, Fischsauce

•2 Esslöffel, Wasser

•1 und ein 1/2 Esslöffel, granulierter Zucker

•1 Esslöffel, Reisessig

•1 und ein 1/2 Teelöffel, Limettensaft

•12 Stück, dünn geschnittene Thai-Kühlungen

•1 kleine gehackte Knoblauchzehe

•Gehackte frische Minze

•Gehackter frischer Koriander

Wegbeschreibungen:

1.Bereiten Sie Ihr Sous Vide Wasserbad vor, indem Sie Ihren
Tauchkocher tauchen und die Temperatur auf 183oF erhöhen

2.Nehmen Sie einen schweren wiederverschließbaren Beutel
und fügen Sie Rosenkohl, Salz und Olivenöl

3.Versiegeln Sie es mit Tauchmethode und kochen Sie unter
Wasser für 40 Minuten

4.Nehmen Sie eine kleine Schüssel und fügen Sie Fischsauce,
Zucker, Wasser, Reisessig, Limettensaft, Knoblauch und
Schüttelfrost, um die Vinaigrette vorzubereiten

5.Sobald das Kochen fertig ist, übertragen Sie die Brüssel auf
eine Aluminiumfolie gefüttert Backblech

6.Erhitzen Sie Ihren Masthähnchen zu hoch

7.Broil das Brüssel in Ihrem Masthähnchen für ca. 5 Minuten,
bis sie nur leicht verkohlt sind

8.Transfer sie auf eine mittelgroße Schüssel und fügen Sie die
Vinaigrette

9.Toss gut

10.Sprinkle ein bisschen Koriander und Minze

11.Serve!

Ernährung: Kalorien 126, Kohlenhydrate 6 g, Fette 10 g,

Protein 3 g

Pickle in A Jar

Zubereitungszeit: 30 Minuten, Kochzeit: 15 Minuten,

Portionen: 6

Zutaten

•1 Tasse Weißweinessig

•1/2 Tasse Rübenzucker

•2 Teelöffel koscheres Salz

•1 Esslöffel Beizgewürz

•2 englische Gurken in 1/4 Zoll dicke Scheiben geschnitten

•1/2 weiße Zwiebel, dünn geschnitten

Wegbeschreibungen:

1.Bereiten Sie das Sous-vide Wasserbad mit Ihrem

Tauchzirkulator vor und erhöhen Sie die Temperatur auf

180oF.

2.Nehmen Sie eine große Schüssel und fügen Sie den Essig,

Zucker, Salz, Beizen Gewürz und schneebestreuen Sie sie gut.

3.Transfer zu einem schweren wiederverschließbaren

Reißverschlussbeutel neben der Gurke und in Scheiben

geschnittenen Zwiebeln und Versiegelung mit der Tauchmethode.

4.Tauchen Sie unter Wasser und lassen Sie es für 15 Minuten kochen.

5.Transfer die Tasche in ein Eisbad

6.Pour die Mischung in ein 4-6-Unzen Maurerglas

7.Serve oder speichern!

Ernährung: Kalorien 121, Kohlenhydrate 27 g, Fette 1 g, Protein 1 g

Grüner Hühnersalat mit Mandeln

Zubereitungszeit: 95 Minuten

Kochzeit: 25-75 Minuten

Portionen: 2

Zutaten:

- 2 Hähnchenbrust, hautlos

- Salz und schwarzer Pfeffer nach Geschmack

- 1 Tasse Mandeln

- 1 EL Olivenöl

- 2 EL Zucker

- 4 rote Chilis, dünn geschnitten

- 1 Knoblauchzehe, geschält

- 3 EL Fischsauce

- 2 TL frisch gepresster Limettensaft

- 1 Tasse Koriander, gehackt

- 1 Jakobsmuschel, dünn geschnitten

- 1 Stiel Zitronengras, nur weißer Teil, in Scheiben geschnitten

- 1 Stück 2-Zoll Ingwer, julienned

Wegbeschreibungen:

1.Bereiten Sie ein Wasserbad vor und legen Sie den Sous Vide hinein. Set auf 138 F. Das mit Salz und Pfeffer gewürzte Huhn in einen vakuumverschließbaren Beutel geben. Luft nach der Wasserverdrängungsmethode abgeben, den Beutel versiegeln und in das Wasserbad tauchen. Kochen Sie für 75 Minuten.

2.Nach 60 Minuten das Olivenöl in einem Topf auf 350 F erhitzen. Die Mandeln 1 Minute rösten, bis sie trocken sind. Zucker, Knoblauch und Chili schlagen. Die Fischsauce und den Limettensaft gießen.

3.Sobald der Timer angehalten hat, entfernen Sie den Beutel und erlauben Sie die Kühlung. Das Huhn in Bisse hacken und in eine Schüssel geben. Gießen Sie das Dressing und mischen Sie gut. Koriander, Ingwer, Zitronengras und gebratene Cashews dazugeben. Kombinieren Sie gut. Mit Chili garnieren.

Ernährung: Kalorien 352, Fett 5, Ballaststoffe 3, Kohlenhydrate 7, Protein 5

Creme-Poached Schweineleine

Zubereitungszeit: 30 Minuten

Kochzeit: 4 Stunden

Portionen: 4

Zutaten:

•1 – 3 lbs. knochenloser Schweinelendenbraten

•Koscheres Salz und Pfeffer nach Bedarf

•2 dünn geschnittene Zwiebel

•1/4 Tasse Cognac

•1 Tasse Vollmilch

•1 Tasse schwere Sahne

Wegbeschreibungen:

1.Bereiten Sie das Sous Vide Wasserbad mit Ihrem

Tauchzirkulator vor und erhöhen Sie die Temperatur auf 145

Grad Fahrenheit.

2.Das Schweinefleisch mit Pfeffer und Salz würzen, eine große

Eisenpfanne nehmen und bei mittlerer Hitze 5 Minuten

aufstellen.

3.Fügen Sie das Schweinefleisch und die Sear für 15 Minuten,
bis alle Seiten gebräunt sind.

4.Transfer auf eine Platte, fügen Sie die Zwiebel auf das
gerenderte Fett (in der Pfanne und kochen für 5 Minuten.

5.Fügen Sie den Cognac hinzu und köcheln. Lassen Sie es für
10 Minuten abkühlen.

6.Fügen Sie das Schweinefleisch, Zwiebel, Milch und Sahne zu
einem wiederverschließbaren Reißverschlussbeutel und
Versiegelung mit der Tauchmethode. Unter Wasser tauchen
und 4 Stunden kochen.

7.Nach dem Kochen, entfernen Sie den Beutel aus dem Wasser
und nehmen Sie das Schweinefleisch heraus, übertragen Sie
das Schweinefleisch auf Schneidebrett und decken Sie es
warm zu halten.

8.Gießen Sie den Beutelinhalt zu einer Pfanne und bringen Sie
die Mischung zu einem Köcher bei mittlerer Hitze, halten
Kochen für 10 Minuten und würzen mit Salz und Pfeffer.

9.Schneiden Sie das Schweinefleisch und servieren Sie mit der

Sahnesauce.

Ernährung: Kalorien 334, Fett 33, Ballaststoffe 3,

Kohlenhydrate 14, Protein 7

Hoisin Glasiertes Schweinefleisch Tenderloin

Zubereitungszeit: 20 Minuten

Kochzeit: 3 Stunden

Portionen: 3

Zutaten:

- 1-teiliges Schweinefilet, getrimmt

- 1 Teelöffel koscheres Salz

- 1/2 Teelöffel frisch gemahlener schwarzer Pfeffer

- 3 Esslöffel Hoisinsauce

Wegbeschreibungen:

1.Bereiten Sie das Sous Vide Wasserbad mit Ihrem Tauchzirkulator vor und erhöhen Sie die Temperatur auf 145 Grad Fahrenheit.

2.Nehmen Sie die Filetlauen und würzen Sie es mit Pfeffer und Salz und übertragen Sie in eine wiederverschließbare Reißverschlusstasche.

3.Seal mit der Tauchmethode und kochen für 3 Stunden.

4.Entfernen Sie die Tasche und dann das Schweinefleisch,
bürsten Sie mit Hoisinsauce.

5.Erhitzen Sie Ihren Grill zu hohen Grill und fügen Sie die
Tenderloin, Sear für 5 Minuten, bis alle Seiten karamellisiert
sind.

6.Lassen Sie es ruhen und schneiden Sie die Tenderloin in
Medaillons, dienen!

Ernährung: Kalorien 334, Fett 33, Ballaststoffe 3,
Kohlenhydrate 14, Protein 7

Köstliche Kardamom und Aprikosen

Zubereitungszeit: 15 Minuten , Kochzeit: 1 Stunde , Portionen:

4

Zutaten:

•1 Pint, Mall und halbierte Aprikosen

•1 Esslöffel, ungesalzene Butter

•1 Teelöffel, Kardamomsamen frisch gemahlen

•1/2 teelöffel, gemahlener Ingwer

•Nur eine Prise, geräuchertes Meersalz

•Gehacktes frisches Basilikum

Wegbeschreibungen:

1.Bereiten Sie Ihr Sous Vide Wasserbad vor, indem Sie die

Temperatur mit einem Tauchherd auf 180oF erhöhen

2.Nehmen Sie eine große schwere Plastiktüte und fügen Sie

Butter, Aprikosen, Ingwer, Kardamom, Salz und mischen Sie

die ganze Mischung gut

3.Versiegeln Sie den Beutel mit Wasserverschiebung

summieren Und unter Wasser unterTauchen

4.Lassen Sie es für 1 Stunde kochen und entfernen Sie die
Tasche einmal fertig

5.Nehmen Sie Servierschüsseln und fügen Sie die Aprikosen
in die Schüssel

6.Garnish mit ein wenig Basilikum und servieren!

Ernährung: Kalorien 28, Kohlenhydrate 6 g, Fette 0 g, Protein
1 g

Geräucherte Wurst & Kohlkartoffeln

Zubereitungszeit: 25 Minuten

Kochzeit: 2 Stunden

Portionen: 4

Zutaten:

•1/2 Kopf Grünkohl, entkernt und dünn geschnitten

•1 Granny Schmied Apfel, geschält und entkernt, in kleine

Würfel geschnitten

•24 Unzen rote Kartoffeln in Viertel und in 1/4 Zoll dicke

Keile geschnitten

•1 kleine Zwiebel dünn geschnitten

•1/4 Teelöffel Selleriesalz

•2 Esslöffel Essig

•2 Esslöffel verpackter brauner Zucker

•Salz und schwarzer Pfeffer, nach Bedarf

•1 Pfund vorgekochte geräucherte Schweinewurst in 4

Portionen geschnitten, wobei jede Portion in die Hälfte der

Länge geschnitten wird

•1/2 Tasse Hühnerbrühe

•2 Esslöffel ungesalzene Butter

Wegbeschreibungen:

1.Bereiten Sie das Sous Vide Wasserbad mit Ihrem

Tauchzirkulator vor und erhöhen Sie die Temperatur auf 185

Grad Fahrenheit.

2.Nehmen Sie eine große Schüssel und fügen Sie den Kohl,

Kartoffeln, Zwiebeln, Apfel, Apfelessig, braunen Zucker und

Selleriesalz. Mit Salz und Pfeffer abschmecken

3.Teilen Sie die Mischung und Wurst unter 2

wiederverschließbare Reißverschlusstaschen und fügen Sie

1/4 Tasse Hühnerbrühe zu jeder Tasche.

4.Seal mit der Tauchmethode und kochen für 2 Stunden.

5.Nehmen Sie eine Pfanne und legen Sie es über mittlere hohe

Hitze und fügen Sie 1 Esslöffel Butter, erhitzen Sie es und

fügen Sie den Beutelinhalt auf die Pfanne.

6.Bringen Sie es zum Kochen und reduzieren Sie die Hitze,

kochen, bis die Flüssigkeit verdunstet. Es sollte etwa 5-6

Minuten dauern, bis die Zwiebel, Kartoffeln, Kohl gebräunt werden.

7.Auf eine Portionsplatte übertragen und den Vorgang mit der restlichen Kohlwurstmischung wiederholen.

8.Serve!

Ernährung: Kalorien 334, Fett 33, Ballaststoffe 3, Kohlenhydrate 14, Protein 7

Knochenlose Schweinerippen

Zubereitungszeit: 30 Minuten

Kochzeit: 8 Stunden

Portionen: 4

Zutaten:

- 1/3 Tasse ungesüßte Kokosmilch

- 2 Esslöffel Erdnussbutter

- 2 Esslöffel Sojasauce

- 2 Esslöffel hellbrauner Zucker

- 2 Esslöffel trockener Weißwein

- 2- bis 2-Zoll-frisches Zitronengras

- 1 Esslöffel Sriracha-Sauce

- 1 Zoll geschältem frischen Ingwer

- 2 Knoblauchzehen

- 2 Teelöffel Sesamöl

- 12 Unzen knochenlose Landhaus-Stil Schweinerippen

- Gehackter frischer Koriander und gedämpfter Basmatireis für Portionen

Wegbeschreibungen:

1.Bereiten Sie das Sous Vide Wasserbad mit Ihrem Tauchzirkulator vor und erhöhen Sie die Temperatur auf 134 Grad Fahrenheit.

2.Fügen Sie die Kokosmilch, Erdnussbutter, Sojasauce, braunen Zucker, Wein, Zitronengras, Ingwer, Sriracha-Sauce, Sesamöl und Knoblauch zu einem Mixer, mischen, bis glatt.

3.Fügen Sie die Rippen zu einem wiederverschließbaren Reißverschlussbeutel neben der Sauce und Versiegelung mit der Tauchmethode. Kochen Sie für 8 Stunden.

4.Einmal fertig, entfernen Sie die Tasche und nehmen Sie die Rippen aus dem Beutel, auf Platte übertragen.

5.Gießen Sie den Beutelinhalt auf eine große Pfanne und legen Sie es über mittlere hohe Hitze, zum Kochen bringen und weniger Hitze auf mittel-niedrig. 10-15 Minuten köcheln lassen.

6.Dann fügen Sie die Rippen in die Sauce und drehen Sie gut, um es zu beschichten.

7.Simmer für 5 Minuten.

8.Garnieren Sie mit frischem Koriander und servieren sie mit

dem Reis!

Ernährung: Kalorien 334, Fett 33, Ballaststoffe 3,

Kohlenhydrate 14, Protein 7

Dover Sole

Zubereitungszeit: 5 Minuten, Kochzeit: 30 Minuten, Portionen:

2

Zutaten

• 2 Sohlenfilets

• Kosher Salz

• Frisch gemahlener schwarzer Pfeffer

• 1 Knoblauchzehe, gehackt

• 4 Esslöffel ungesalzene Butter

• 4 Esslöffel trockener Weißwein

• Die Schale von 1 Zitrone

• 2 Esslöffel frischer Zitronensaft

• Frische Petersilie zum Garnieren, gehackt

Wegbeschreibungen:

1. Bereiten Sie Ihr Sous-vide Wasserbad auf eine Temperatur

von 134oF vor

2. Würzen Sie die Sohle mit etwas Pfeffer und Salz

3.Teilen Sie die Sohlen in ihre eigenen mittelgroßen Reißverschlusstaschen und teilen Sie die Butter, Zitronenschale, Wein, Knoblauch und Zitronensaft zwischen den Beuteln

4.Versiegeln Sie die Beutel mit der Tauchmethode und kochen Sie für 30 Minuten

5.Einmal fertig, entfernen Sie die Säcke aus dem Wasser und ordnen Sie sie auf einer Servierplatte

6.Spoon etwas von Ihrer Kochflüssigkeit über den Fisch und garnieren mit Petersilie. Dienen!

Ernährung: Kalorien 572, Kohlenhydrate 27 g, Fette 28 g, Protein 53 g

Garnelen Cocktail Slider

Zubereitungszeit: 30 Minuten, Kochzeit: 15 Minuten,

Portionen: 2

Zutaten

- 10 kleine Garnelen, geschält, entadert

- Koscheres Salz und Pfeffer

- 4 Esslöffel frischer Dill, gehackt

- 1 Esslöffel ungesalzene Butter

- 4 Esslöffel Mayonnaise

- 2 Esslöffel rote Zwiebeln, gehackt

- 2 Teelöffel frisch gepresster Zitronensaft

- 2 Teelöffel Ketchup

- Tabasco-Sauce

- 4 kleine, länglich verlänglichende Abendessen

- 8 kleine Blätter, Buttersalat

- 1/2 Zitrone, in Keile geschnitten

Wegbeschreibungen:

Bereiten Sie Ihr Sous-vide Wasserbad auf eine Temperatur von 149oF vor

1.Nehmen Sie eine Schüssel und fügen Sie die Mayonnaise, rote Zwiebel, Zitronensaft, Ketchup und Tabasco-Sauce in sie. Whisk sie gut, um die Würze zu schaffen

2.Nehmen Sie die Mischung und würzen Sie es gut mit Pfeffer und Salz und teilen Sie die Mischung und Garnelen gleichmäßig zwischen zwei schweren, wiederverschließbaren Plastiktüten

3.Fügen Sie 1 Esslöffel Dill und 1/2 Esslöffel Butter zu jedem der Beutel

4.Versiegeln Sie die Beutel mit der Tauchmethode, tauchen und kochen Für 15 Minuten

5.Vorheizen Sie Ihren Ofen auf 400oF und erwärmen Sie die Rollen für ca. 10 Minuten

6.Entfernen Sie sie und schneiden Sie in der Hälfte längs

7.Einmal fertig, entfernen Sie den Inhalt der Tasche und belasten Sie über eine mittlere Schüssel

8.Übertragen Sie die Garnelen in die Schüssel mit dem

Dressing. Geben Sie ihm einen schönen Toss

9.Nehmen Sie 2 Salatblätter und legen Sie die

Garnelenmischung auf die Salatrollen

10.Serve mit Zitrone

Ernährung: Kalorien 380, Kohlenhydrate 15 g, Fette 28 g,

Protein 17 g

Sous Vide Glasierte Karotten

Zubereitungszeit: 4 Minuten, Kochzeit: 20 Minuten, Portionen:

3

Zutaten:

•4-5 Karotten in verschiedenen Farben, geschält, in Scheiben

geschnitten

•1/2 Tasse gehackter Kürbis oder Süßkartoffel

•1 TL getrockneter Thymian

•1 EL gesalzene Butter

•Salz/Pfeffer

Wegbeschreibungen:

1.Bereiten Sie Ihr Sous Vide Wasserbad vor, indem Sie den

Tauchzirkulator anbringen und die Temperatur auf 194oF

einstellen.

2.Legen Sie die Karotten in einen Beutel und versiegeln Sie mit

dem Vakuumversiegelung oder der

Wasserverschiebungsmethode.

3.Lassen Sie im Wasserbad für 25 Minuten kochen.

4.Entfernen Sie die Karotten aus dem Beutel und glasieren Sie

in einer Pfanne mit der Butter und Thymian, bis sie einen

schlanken goldenen Glanz erhalten und servieren

Ernährung: Kalorien 98, Kohlenhydrate 14,7 g, Protein 1,73 g,

Fette 6 g

Pochierter Lachs

Zubereitungszeit: 20 Minuten, Kochzeit: 25 Minuten,

Portionen: 2

Zutaten

•2 hautlose, zentrierte Lachsfilets

•Koscheres Salz und schwarzer Pfeffer

•3/4 Tasse natives Olivenöl extra

•1 großformatige Schalotte, in dünne Ringe geschnitten

•12 ganze Thai Basilikumblätter, leicht geprellt

•1 Teelöffel Ingwer, gehackt

•3 Oz gemischte Grüns

•1 Zitrone

Wegbeschreibungen:

1.Bereiten Sie Ihr Sous-vide Wasserbad auf eine Temperatur

von 128oF vor

2.Den Lachs mit Salz und Pfeffer würzen und die Filets in einen schweren Reißverschlussbeutel geben. In die Schalottenscheiben, Olivenöl, Ingwer, gemischte Grüns und Basilikumblätter geben

3.Whisk gut und versiegeln Sie die Tasche mit der Tauchmethode

4.Tauchen Sie die Tasche unter Wasser und kochen für ca. 25 Minuten

5.Einmal fertig, übertragen Sie die Grüns aus der Tasche auf eine Servierplatte

6.Nehmen Sie die Lachsfilets und legen Sie sie auf Ihre Servierplatte

7.Pass den Rest der Mischung durch ein Metallgitter und in eine mittelgroße Schüssel

8.Fügen Sie etwas Zitronensaft zu Ihrem Olivenöl

9.Mix gut und Nieselregen der Mischung auf Ihrem Lachs

10.Serve!

Ernährung: Kalorien 270, Kohlenhydrate 0 g, Fette 18 g,

Protein 27 g

Mittagessen

52

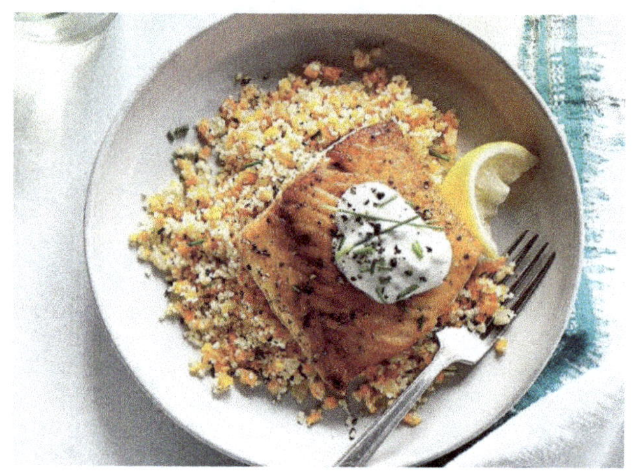

Einfache Gewürzrippen

Zubereitungszeit: 10 Minuten, Kochzeit: 24 Stunden,

Portionen: 4

Zutaten:

Olb. Baby-Rückenrippen

• 1 Esslöffel feines Salz

• 1 Esslöffel brauner Zucker

• 1 Esslöffel geräucherter Paprika

• 1/2 Esslöffel gemahlener Kreuzkümmel

• 1/2 Esslöffel gemahlener Koriander

• 1/2 Esslöffel schwarzer Pfeffer

• 1/4 Esslöffel getrockneter Knoblauch

• 1 Esslöffel getrocknete Petersilie

• 1/2 Tasse BBQ-Sauce

Wegbeschreibungen:

1.Preheat Sous-vide Herd auf 155oF.

2.Kombinieren Sie alle Gewürze und Petersilie in einer Schüssel.

3.Reiben Sie die Rippen mit dieser trockenen Mischung.

4.Legen Sie die Rippen in einen Sous Vide Beutel (ein oder zwei) und tauchen Sie in Wasser.

5.Kochen Sie die Rippen 24 Stunden.

6.Entfernen Sie die Rippen aus dem Beutel.

7.Preheat Ihren Grill.

8.Cook die Rippen 7-8 Minuten, Basting mit BBQ-Sauce den ganzen Weg.

9.Servieren Sie, während heiß mit frischem Salat.

Ernährung: Kalorien 435, Kohlenhydrate 15,6 g, Fette 21,3 g, Protein 45,3 g

Gewürztes Rindfleisch Brisket

Zubereitungszeit: 20 Minuten, Kochzeit: 32 Stunden,

Portionen: 4

Zutaten:

•2lb. Rindfleisch-Brisket

•Salz und Pfeffer, nach Geschmack

•2 Esslöffel Olivenöl

•1/2 Esslöffel Tomatenmark

•4 Knoblauchzehen, gehackt

•1 Esslöffel geräucherter Paprika

•1/2 Esslöffel Rindfleisch Demi-Glace

•1 Teelöffel gehackter Thymian

•1 Tasse Rinderbrühe

•1/2 Tasse Rotwein

•2 Esslöffel Honig

•3/4 lb. Karotten, geschält, in Streichholzstäbe geschnitten

Wegbeschreibungen:

1.Heizen Sie Ihren Sous Vide Herd auf 155oF vor.

2.Würzen Sie das Brisket mit Salz und Pfeffer.

3.Legen Sie das Brisket in Sous Vide Kochbeutel. Beiseite

legen.

4.Erhitzen Sie 1/2 Esslöffel Olivenöl in einem Topf.

5.Tomatenmark, Knoblauch, geräucherter Paprika, Demi-

Glace, Thymian, Lager und Wein hinzufügen.

6.Simmer 5 Minuten. Den Honig unterrühren und

abschmecken. Simmer 1 Minute.

7.Pour die Mischung in den Beutel mit Rindfleisch und

Vakuum versiegeln sie den Beutel.

8.Sorgfältig die Tasche in den Herd legen und 32 Stunden

kochen.

9.25 Minuten, bevor das Rindfleisch fertig ist, die Karotten mit

1 Esslöffel Olivenöl zu bestochen.

10.Rösten Sie die Karotten 20-25 Minuten bei 450oF.

11.Entfernen Sie die Tasche aus dem Herd und öffnen Sie

vorsichtig. Die Sauce in einen kleinen Topf geben. 3 Minuten

bei mittlerer Hitze köcheln lassen.

12.Erhitzen Sie das restliche Olivenöl in einer großen Pfanne.

13.Sear das Rindfleisch 3 Minuten pro Seite.

14.Servieren Sie das Rindfleisch mit gerösteten Karotten und

zubereiteter Sauce.

Ernährung: Kalorien 294, Kohlenhydrate 20,4 g, Fette 15,4 g,

Protein 18,3 g

Gerolltes Rindfleisch

Zubereitungszeit: 30 Minuten, Kochzeit: 37 Stunden,

Portionen: 8

Zutaten:

•Füllung:

•4 Unzen Erbsen

•1 Zweig Thymian

•1 Prise Zucker

•4 Unzen Karotten, gehackt

•8 Teelöffel Dijon Senf

•16 Scheiben Speck

•Rindfleisch:

•8 4 Unzen rindfleisch geschnittenes Rindfleisch

•Salz und Pfeffer, nach Geschmack

•1/4 Tasse Pflanzenöl, zum Braten

Wegbeschreibungen:

1.Preheat Sous Vide Herd auf 176oF.

2.Legen Sie die Erbsen in eine Sous Vide Tasche. Die Karotten, eine Prise Zucker und Salz nach Geschmack hinzufügen.

3.Vakuum versiegeln Sie den Beutel und legen Sie in einem Wasserbad. Kochen Sie das Gemüse 30 Minuten.

4.Entfernen Sie aus dem Beutel.

5.Bedecken Sie die Rindfleischscheiben mit Pergamentpapier. Pfund mit einem Fleisch-Tenderisierer, um das Rindfleisch dies zu machen.

6.Spread den Senf über Fleisch, und top jede Scheibe mit zwei Stück Speck. Das Fleisch in Roulade rollen und

7.Rollen Sie das Fleisch über Gemüse und sichern Sie die Rouladen mit einem Küchenbind. Mit Salz und Pfeffer abschmecken.

8.Erhitzen Sie das Öl in einer Pfanne und nähen Sie die Rouladen auf allen Seiten. Kühlen Sie die Rouladen und transferieren Sie in einer Sous Vide Tasche.

9.Vakuum versiegeln Sie das Rindfleisch und kochen 37 Stunden bei 153oF.

10.Entfernen Sie das Fleisch aus dem Herd. Die Kühlung

vollständig zulassen, bevor Sie sie aus dem Beutel entfernen.

Entfernen Sie die Küche Bindfäden und Schneiden vor dem

Servieren.

Ernährung: Kalorien 324, Kohlenhydrate 14 g, Fette 23 g,

Protein 15,2 g

Abendessen

61

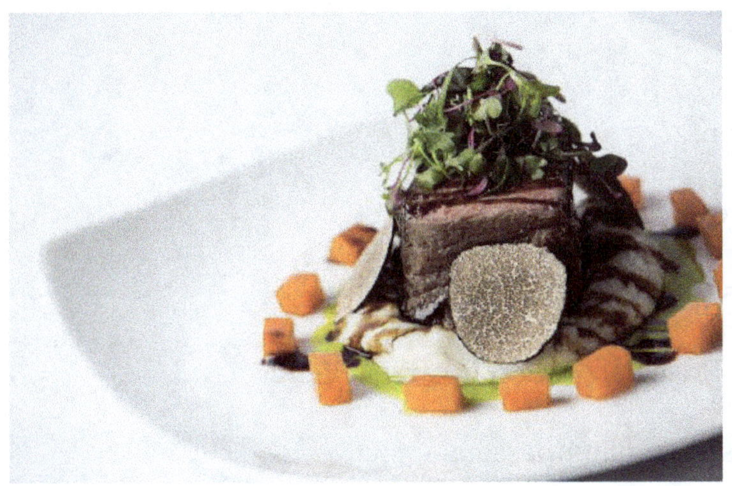

Türkei und Tomatensauce

Zubereitungszeit: 10 Minuten

Kochzeit: 1 Stunde

Portionen: 4

Zutaten:

•1 rote Zwiebel, gehackt

•2 Esslöffel Olivenöl

•Eine Prise Salz und schwarzer Pfeffer

•1 Tasse Tomatenpassata

•1 Esslöffel Schnittlauch, gehackt

•1 Pfund Putenbrüste, hautlos, knochenlos und gewürfelt

•1 Karotte, in Scheiben geschnitten

•1 Parsnip, in Scheiben geschnitten

•Saft von 1 Limette

Wegbeschreibungen:

1.In einem Sous-Vide-Beutel, kombinieren Sie den Truthahn mit der Karotte, Parsnip und den anderen Zutaten, versiegeln Sie den Beutel, tauchen Sie in vorgeheiztes Wasserbad ein und kochen Sie 1 Stunde bei 175 Grad F.

2.Teilen Sie alles zwischen den Tellern und servieren.

Ernährung: Kalorien 221 Fett 14 Ballaststoffe 3 Kohlenhydrate 7 Protein 14

Huhn und Mango Mix

Zubereitungszeit: 10 Minuten

Kochzeit: 1 Stunde

Portionen: 4

Zutaten:

•1 Teelöffel Garam Masala

•1/2 Teelöffel Kurkuma Pulver

•1 Esslöffel Schnittlauch, gehackt

•Eine Prise Salz und schwarzer Pfeffer

•1 Pfund Hühnerbrust, hautlos, knochenlos und in Scheiben

geschnitten

•1 Tasse Mango, geschält und gewürfelt

•1 Esslöffel Olivenöl

•Saft von 1 Limette

Wegbeschreibungen:

1.In eine Sous-Vide-Tasche, mischen Sie das Huhn mit der

Mango, Öl und den anderen Zutaten, versiegeln Sie den

Beutel, tauchen Sie in den Wasserofen und kochen Bei 190

Grad F für 1 Stunde.

2.Teilen Sie die Mischung zwischen den Platten und servieren.

Ernährung: Kalorien 253 Fett 13 Ballaststoffe 2 Kohlenhydrate

7 Protein 16

Huhn und Avocado

Zubereitungszeit: 10 Minuten

Kochzeit: 45 Minuten

Portionen: 4

Zutaten:

•1 Pfund Hühnerbrust, hautlos, knochenlos und gewürfelt

•1 Tasse Avocado, geschält, entsteint und gewürfelt

•1 Esslöffel Olivenöl

•Saft von 1 Limette

•2 Jakobsmuscheln, gehackt

•1/2 Teelöffel süße Paprika

•1/2 Teelöffel Chilipulver

•Eine Prise Salz und schwarzer Pfeffer

•1 Esslöffel Schnittlauch, gehackt

Wegbeschreibungen:

1.In eine Sous-Vide-Tasche, mischen Sie das Huhn mit der Avocado, Öl und den anderen Zutaten, versiegeln Sie den Beutel, tauchen Sie in das Wasserbad ein und kochen Sie 45 Minuten bei 180 Grad F.

2.Teilen Sie alles zwischen den Tellern und servieren.

Ernährung: Kalorien 252 Fett 12 Ballaststoffe 4 Kohlenhydrate 7 Protein 13

Chicken Wings und Tomatensauce

Zubereitungszeit: 10 Minuten

Kochzeit: 1 Stunde

Portionen: 4

Zutaten:

- 1-Pfund-Hühnerflügel, halbiert

- 1 Tasse Tomatensauce

- 1/2 Teelöffel süße Paprika

- 1/2 Teelöffel Chilipulver

- 1/2 Teelöffel Kreuzkümmel, gemahlen

- Eine Prise Salz und schwarzer Pfeffer

- 3 Jakobsmuscheln, gehackt

- 2 Esslöffel Olivenöl

- 1/4 Tasse Basilikum, gehackt

Wegbeschreibungen:

1.In eine große Sous-Vide-Tasche, mischen Sie die Hühnerflügel mit der Tomatensauce, Paprika und den anderen Zutaten, versiegeln Sie den Beutel, tauchen Sie in das Wasserbad, kochen Sie bei 175 Grad F für 1 Stunde, teilen Sie alles zwischen Tellern und servieren.

Ernährung: Kalorien 224, Fett 11, Ballaststoffe 2, Kohlenhydrate 9, Protein 11

Türkei Medley

Zubereitungszeit: 10 Minuten

Kochzeit: 1 Stunde

Portionen: 4

Zutaten:

•1 Aubergine, gewürfelt

•1 Tasse grüne Bohnen, getrimmt und halbiert

•2 Esslöffel Balsamico-Essig

•Eine Handvoll Koriander, gehackt

•Eine Prise Salz und schwarzer Pfeffer

•1 Pfund Putenbrust, hautlos, knochenlos und in Streifen

geschnitten

•1 Esslöffel Olivenöl

•1/2 Tasse Weißwein

•2 Jakobsmuscheln, gehackt

•1 Tasse schwarze Oliven, entsteint und halbiert

Wegbeschreibungen:

1.In einen großen Sous-Vide-Beutel, kombinieren Sie den

Truthahn mit dem Öl, Wein, Jakobsmuscheln und den

anderen Zutaten, versiegeln, im Wasserofen untertauchen und

1 Stunde bei 176 Grad F kochen.

2.Teilen Sie die Mischung zwischen den Platten und servieren.

Ernährung: Kalorien 263 Fett 14 Ballaststoffe 1 Kohlenhydrate

8 Protein 12

Zitronengras Huhn Schale

Zubereitungszeit: 5 Minuten

Kochzeit: 45 Minuten

Portionen: 3

Zutaten:

•1 Pfund Hühnerbrust

•1 Stiel aus frischem Zitronengras, gehackt

•2 Esslöffel Fischsauce

•2 Esslöffel Kokoszucker

•1/2 Teelöffel Salz

•1 Esslöffel Chili-Knoblauchsauce

Wegbeschreibungen:

1.Bereiten Sie Ihr Wasserbad mit Ihrem Sous Vide

Tauchzirkulator vor und erhöhen Sie die Temperatur auf 150

Grad Fahrenheit

2.Schneiden Sie das Huhn in Biss Größe Portionen und legen

Sie sie in eine Schüssel

3.Chop das Zitronengras und legen Sie in einem Mixer

4.Fügen Sie die Fischsauce, Zucker und Salz und mischen Sie gut

5.Pour die Marinade über Ihr Huhn und gut mischen

6.Einstecken Spieße in das Huhn

7.Keep repeating, bis das ganze Huhn verwendet wurde

8.Legen Sie das spießige Huhn in einen schweren, wiederverschließbaren Beutel, versiegeln Sie es mit der Tauchmethode und tauchen sie ein und kochen Sie 45 Minuten lang.

9.Entfernen Sie den Beutel in ein Wasserbad zu kühlen

10.Entfernen Sie das Huhn aus dem Beutel und schneiden Sie es noch mehr, wenn Sie es vorziehen

11.Pinsel mit Chili-Knoblauch-Sauce

12.Sear das Huhn auf einer Pfanne bei mittlerer Hitze und dann servieren

Ernährung: Kalorien: 304 Kohlenhydrate: 34g Protein: 22g

Fett: 9g Zucker: 7g Natrium: 529mg

Cayenne Türkei und grüne Bohnen

Zubereitungszeit: 10 Minuten

Kochzeit: 1 Stunde und 10 Minuten

Portionen: 4

Zutaten:

2 Pfund Putenbrust, hautlos, knochenlos und gewürfelt

•1 rote Zwiebel, in Scheiben geschnitten

•1 Tasse grüne Bohnen, getrimmt und halbiert

•2 Knoblauchzehen, gehackt

•1 Esslöffel Avocadoöl

•Eine Prise Salz und schwarzer Pfeffer

•1 Teelöffel Cayennepfeffer

•1/2 Tasse Weißwein

•1 Esslöffel Schnittlauch, gehackt

Wegbeschreibungen:

1.In eine große Sous-Vide-Tasche, mischen Sie den Truthahn mit den grünen Bohnen, Zwiebeln und den anderen Zutaten, versiegeln Sie den Beutel, tauchen Sie in den vorgeheizten Wasserofen ein und kochen Sie bei 170 Grad F für 1 Stunde und 10 Minuten.

2.Teilen Sie alles zwischen den Tellern und servieren.

Ernährung: Kalorien 229, Fett 9, Ballaststoffe 4, Kohlenhydrate 7, Protein 16

Waldorf Hühnersalat

Zubereitungszeit: 15 Minuten

Kochzeit: 120 Minuten

Portionen: 4

Zutaten:

•2 hautlose Hähnchenbrust, ohne Knochen

•1/2 Teelöffel gemahlener schwarzer Pfeffer

•1 Esslöffel Maisöl

•1 Granny Smith Apfel, entkernt und gewürfelt

•1 Teelöffel Limettensaft

•1/2 Tasse rote Trauben, halbiert

•1 Stock Rippensellerie, gewürfelt

•1/3 Tasse Mayonnaise

•2 Teelöffel Chardonnay Wein

•1 Teelöffel Dijon Senf

•1 Esslöffel koscheres Salz

•1 Romaine Salatkopf

•1/2 Tasse Walnüsse, geröstet und gehackt

Wegbeschreibungen:

1.Bereiten Sie Ihr Wasserbad mit Ihrem Sous Vide

Tauchzirkulator vor und erhöhen Sie die Temperatur auf 145

Grad Fahrenheit

2.Nehmen Sie das Huhn und würzen Sie es mit schwarzem

Pfeffer und Salz. Die gewürzte Hähnchenbrust und das

Maisöl in einen großen, wiederverschließbaren Beutel geben

und mit der Tauchmethode versiegeln

3.Cook für 2 Stunden und dann entfernen Sie die Tasche

4.Die Apfelscheiben in eine große Schüssel geben, den

Limettensaft dazugeben und gut werfen.

5.Fügen Sie den Sellerie und rote Trauben und rühren gut

6.Put die Mayonnaise, Dijon Senf und Chardonnay Wein in

eine kleine Schüssel und gut mischen

7.Pour die ganze Mischung über die Früchte und geben sie

einen schönen toss

8.Entfernen Sie die Hühnerbrust aus dem Plastikbeutel und

entsorgen Sie die Flüssigkeit

9.Würfeln Sie die Brust und legen Sie in eine mittelgroße
Schüssel

10.Fügen Sie etwas koscheres Salz und toss gut

11.Put das gewürzte Huhn in mit dem Rest des Salats und
werfen gut

12.Dived Ihren romaine Salat unter die Salatschüsseln, Löffel
den Salat auf den Salat, und garnieren mit einigen Walnüssen

13.Serve!

Ernährung: Kalorien: 304 Kohlenhydrate: 34g Protein: 22g

Fett: 9g Zucker: 7g Natrium: 529mg

Sous Vide Poached Chicken

Zubereitungszeit: 45 Minuten

Kochzeit: 6 Stunden

Portionen: 4

Zutaten:

•1 ganzes Knochenhuhn, Fachwerk

•1-Quart-Niedriger Natriumhühnerbestand

•2 Esslöffel Sojasauce

•5 Zweige frischer Thymian

•2 getrocknete Lorbeerblätter

•2 Tassen dick geschnittene Karotten

•Salz und Pfeffer nach Bedarf

•1/2 Esslöffel Olivenöl

•2 Tassen dick geschnittener Sellerie

•1/2 Unzen getrocknete Pilze

•3 Esslöffel ungesalzene Butter

Wegbeschreibungen:

1.Bereiten Sie Ihr Sous Vide Wasserbad mit Ihrem

Tauchzirkulator vor und erhöhen Sie die Temperatur auf 150

Grad Fahrenheit

2.Fügen Sie die Sojasauce, Huhn, Stock, Kräuter und Gemüse

in einem schweren Reißverschlussbeutel und Versiegeln mit

der Tauchmethode und kochen für 6 Stunden

3.Entfernen Sie das Huhn und belasten Sie das Gemüse

4.Trocknen und mit Olivenöl, Pfeffer und Salz abschmecken

5.Roast in Ihrem Ofen für 10 Minuten bei 450-Grad Fahrenheit

6.Simmer die Kochflüssigkeit in einem großen Topf

7.Einmal fertig, schalten Sie die Hitze aus und

schneebestreuen Sie die Butter

8.Carve das Huhn, stellen Sie sicher, die Haut zu entsorgen

9.Teilen Sie das Gemüse und Huhn zwischen den Platten und

servieren mit der Sauce auf der Oberseite

Ernährung: Kalorien: 435 Kohlenhydrate: 17g Protein: 34g

Fett: 26g Zucker: 5g Natrium: 342mg

Huhn und Joghurt Sauce

Zubereitungszeit: 10 Minuten

Kochzeit: 1 Stunde

Portionen: 4

Zutaten:

•1 Pfund Hähnchenbrust, hautlos, knochenlos und in

Scheiben geschnitten

•2 Tassen griechischer Joghurt

•2 Knoblauchzehen, gehackt

•2 Esslöffel Olivenöl

•Eine Prise Salz und schwarzer Pfeffer

•1/2 Teelöffel Kurkuma Pulver

•1/2 Teelöffel Koriander, gemahlen

•1/2 Teelöffel Kreuzkümmel, gemahlen

•1/4 Tasse Dill, gehackt

Wegbeschreibungen:

1.In eine große Sous-Vide-Tasche, mischen Sie das Huhn mit

dem Joghurt, Knoblauch und den anderen Zutaten, versiegeln

Sie den Beutel, kochen Sie im Wasserbad bei 180 Grad F für 1

Stunde, teilen Sie alles in Schüsseln und servieren.

Ernährung: Kalorien 285, Fett 16, Ballaststoffe 4,

Kohlenhydrate 8, Protein 18

Ente und Pflaumen Mix

Zubereitungszeit: 10 Minuten

Kochzeit: 1 Stunde

Portionen: 4

Zutaten:

1-Pfund Entenbrüste, hautlos, knochenlos und gewürfelt

•1 Tasse Pflaumen, gesteinigt und halbiert

•1 Esslöffel Balsamico-Essig

•2 Esslöffel Kalkschale, gerieben

•2 Esslöffel Limettensaft

•3 Jakobsmuscheln, gehackt

•1 Esslöffel Olivenöl

•Eine Prise Salz und schwarzer Pfeffer

•1 Esslöffel Schnittlauch, gehackt

Wegbeschreibungen:

1.In eine Sous-Vide-Tasche, mischen Sie die Ente mit den Pflaumen, Balsamico-Essig und den anderen Zutaten, versiegeln Sie den Beutel, tauchen Sie in das Wasserbad ein, kochen Sie 1 Stunde bei 180 Grad F, teilen Sie alles in Schüsseln und servieren.

Ernährung: Kalorien 292, Fett 17, Ballaststoffe 2, Kohlenhydrate 7, Protein 16

Snack

85

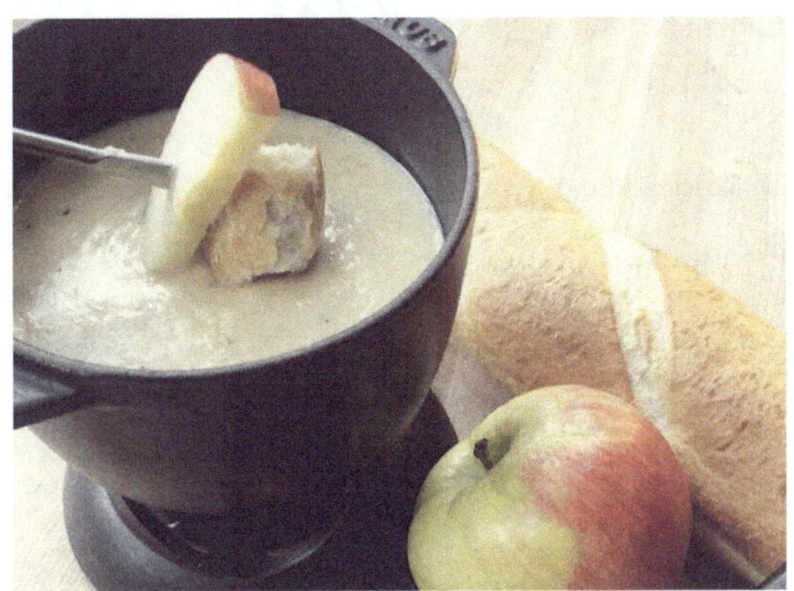

Beef Broth

Zubereitungszeit: 13 Stunden 25 Minuten

Kochzeit: 30-75 Minuten

Portionen: 6

Zutaten:

•3 LB Rinderfüße

•1 1/2 LB Rinderknochen

•1/2 lb gemahlenes Rindfleisch

•5 Tassen Tomatenmark

•6 süße Zwiebeln

•3 Köpfe Knoblauch

•6 EL schwarzer Pfeffer

•5 Zweige Thymian

•4 Lorbeerblätter

•10 Tassen Wasser

Wegbeschreibungen:

1.Einen Ofen auf 425 F vorheizen.

2.Legen Sie Rinderknochen und Rinderfüße in eine Bratpfanne und reiben Sie sie mit der Tomatenmark.

3.Knoblauch und Zwiebel hinzufügen. Beiseite legen.

4.Legen und zerbröckeln gemahlenes Rindfleisch in einer anderen Röstpfanne.

5.Die Bratpfannen in den Ofen stellen und bis dunkelbraun rösten.

6.Einmal fertig, Abtropfen Fett aus den Bratpfannen.

7.Machen Sie ein Wasserbad in einem großen Behälter, legen Sie Sous Vide in sie, und setzen Sie auf 195 F. Trennen Sie das hackige Rindfleisch, gebratenes Gemüse, schwarzen Pfeffer, Thymian und Lorbeerblätter in 3 Vakuumbeutel.

8.Die Bratpfannen mit Wasser ablöschen und in die Tüten geben.

9.Falten Sie die Oberseite der Taschen 2 bis 3 Mal.

10.Legen Sie die Säcke in das Wasserbad und kleben Sie sie an den Sous Vide Behälter. Stellen Sie den Timer für 13 Stunden ein.

11.Sobald der Timer angehalten hat, entfernen Sie die Beutel und übertragen Sie die Zutaten in einen Topf.

12.Bringen Sie die Zutaten bei großer Hitze zum Kochen.

13.Kochen für 15 Minuten. Wärme und Dehnung ausschalten.

14.Verwenden Sie den Bestand als Suppenbasis.

Ernährung: Kalorien: 109 Gesamtfett – 10.1g

Gesamtkohlenhydrat: 5.6g Ballaststoffe: 1.9g Protein: 4.8g

Clam Bowls

Zubereitungszeit: 10 Minuten

Kochzeit: 20 Minuten

Portionen: 4

Zutaten:

•1 Tasse Schalotten, gehackt

•1 Tasse Mais

•1 Tasse Kalamata Oliven, entsteint und halbiert

•Saft von 1 Limette

•1/2 Teelöffel Chilipulver

•Salz und schwarzer Pfeffer nach Geschmack

•1 Tasse Hühnerbrühe

•14 Unzen Babymuscheln

•1 Tasse schwere Sahne

•1 Tasse Zwiebel, gehackt

•1 Esslöffel Schnittlauch, gehackt

Wegbeschreibungen:

1.Put die Muscheln in einem Sous-Vide-Beutel, Salz, Pfeffer und den Vorrat hinzufügen, den Beutel versiegeln, in den vorgeheizten Wasserofen tauchen und bei 190 Grad F für 20 Minuten kochen.

2.Öffnen Sie die Muscheln, übertragen Sie das Fleisch in eine Schüssel, fügen Sie die restlichen Zutaten hinzu, werfen, zwischen Tellern teilen und servieren.

Ernährung: Kalorien 220, Fett 12, Ballaststoffe 7, Kohlenhydrate 8, Protein 13

Knoblauch Basilikum Rub

Zubereitungszeit: 55 Minuten

Kochzeit: 30-75 Minuten

Portionen: 15

Zutaten:

•2 Köpfe Knoblauch, zerkleinert

•2 TL Olivenöl

•Eine Prise Salz

•1 Kopf Fenchelbirne, gehackt

•2 Zitronen, zested und saftes

•1/4 Zucker

•25 Basilikumblätter

Wegbeschreibungen:

1.Machen Sie ein Wasserbad, legen Sie Sous Vide in sie, und

setzen Sie auf 185 F.

2.Legen Sie den Fenchel und den Zucker in einen

vakuumverschließbaren Beutel.

3.Freisetzung luft durch die Wasserverdrängungsmethode,

Versiegeln und untertauchen Sie den Beutel in das Wasserbad.

4.Stellen Sie den Timer für 40 Minuten ein.

5.Sobald der Timer angehalten hat, entfernen und entsiegeln

Sie den Beutel.

6.Transfer den Fenchel, Zucker, und die übrigen aufgeführten

Zutaten auf einen Mixer und Püree zu glatt.

7.Store in einem Gewürzbehälter und verwenden Sie bis zu

einer Woche mit Kälte.

Ernährung: Kalorien: 109 Gesamtfett – 10.1g

Gesamtkohlenhydrat: 5.6g Ballaststoffe: 1.9g Protein: 4.8g

Italienischer Garnelensalat

Zubereitungszeit: 10 Minuten

Kochzeit: 30 Minuten

Portionen: 4

Zutaten:

- 2 Esslöffel Avocadoöl

- 1 Tasse Ananas, geschält und gewürfelt

- 1 Tasse Avocado, geschält, entsteint und gewürfelt

- 1 Tasse Radieschen, gewürfelt

- 1 Pfund Garnelen, geschält und deveined

- Salz und schwarzer Pfeffer nach Geschmack

- 2 Esslöffel Limettensaft

- 2 Teelöffel Minze, gehackt

- 1 Esslöffel Estragon, gehackt

- 1 Esslöffel Zitronensaft

- 1 Teelöffel Limettenschale, gerieben

- 1/2 Tasse schwere Creme

Wegbeschreibungen:

1.In eine Sous-Vide-Tasche, kombinieren Sie die Garnelen mit dem Öl, der Ananas und den anderen Zutaten, versiegeln Sie den Beutel, tauchen Sie ihn in den vorgeheizten Wasserofen und kochen Sie 30 Minuten bei 140 Grad F.

2.Divide kleine Schalen und dienen als Vorspeise.

Ernährung: Kalorien 180, Fett 11, Ballaststoffe 2, Kohlenhydrate 8, Protein 13

Olivenkugeln

Zubereitungszeit: 10 Minuten

Kochzeit: 10 Minuten

Portionen: 12

Zutaten:

• 4 Esslöffel Butter, geschmolzen

• 2 Tassen schwarze Oliven, entsteint und gehackt

• 1 Tasse Kalamata Oliven, entsteint und gehackt

• 2 Eier

• 1 Tasse Mandelmehl

• 1/4 Teelöffel süße Paprika

• 1/3 Tasse Parmesan, gerieben

• Salz und schwarzer Pfeffer nach Geschmack

• 1 Esslöffel Knoblauch, gehackt

• 3 Esslöffel Schlagsahne

Wegbeschreibungen:

1.In eine Schüssel, kombinieren Sie die Oliven mit den Eiern, Butter und den anderen Zutaten, rühren Sie gut und formen Sie mittlere Kugeln aus dieser Mischung

2.Teilen Sie die Kugeln in Sous-Vide-Beutel, versiegeln Sie sie, tauchen Sie sie in den Wasserofen und kochen bei 180 Grad F für 10 Minuten.

3.Dienen Als Party-Vorspeise.

Ernährung: Kalorien 60, Fett 5, Ballaststoffe 1, Kohlenhydrate 7, Protein 2

Spinat Dip

Zubereitungszeit: 10 Minuten

Kochzeit: 10 Minuten

Portionen: 6

Zutaten:

•1/2 Pfund Babyspinat

•1/2 Tasse Kokoscreme

•8 Unzen Frischkäse, weich

•1 Esslöffel Petersilie, gehackt

•1 Esslöffel Zitronensaft

•Salz und schwarzer Pfeffer nach Geschmack

•1 Esslöffel Schnittlauch, gehackt

Wegbeschreibungen:

1.In eine Sous-Vide-Tasche, kombinieren Sie den Spinat mit der Creme und den anderen Zutaten, versiegeln Sie den Beutel, tauchen Sie ihn in den vorgeheizten Wasserofen und kochen Sie bei 180 Grad F für 10 Minuten.

2.Transfer zu einem Mixer, Puls gut, teilen Sie sich in kleine

Schüsseln und dienen als Party-Dip.

Ernährung: Kalorien 245, Fett 12, Ballaststoffe 3,

Kohlenhydrate 6, Protein 8

oney & Zwiebel Balsamico Dressing

Zubereitungszeit: 1 Stunde 55 Minuten

Kochzeit: 30-75 Minuten

Portionen: 1

Zutaten:

•3 süße Zwiebeln, gehackt

•1 EL Butter

•Salz und schwarzer Pfeffer nach Geschmack

•2 EL Balsamico-Essig

•1 EL Honig

•2 TL frische Thymianblätter

Wegbeschreibungen:

1.Bereiten Sie ein Wasserbad vor und legen Sie den Sous Vide

hinein. Eingestellt auf 186 F.

2.Erhitzen Sie eine Pfanne bei mittlerer Hitze mit Butter.

3.Zwiebeln hinzufügen, mit Salz und Pfeffer abschmecken

und 10 Minuten kochen. Eine

4.dd den Balsamico-Essig und kochen für 1 Minute.

5.Entfernen Sie von der Hitze und gießen Sie den Honig.

6.Legen Sie die Mischung in einen vakuumverschließbaren

Beutel.

7.Freisetzung luft durch die Wasserverdrängungsmethode,

Versiegeln und untertauchen Sie den Beutel in das Wasserbad.

Kochen Sie für 90 Minuten.

8.Sobald der Timer angehalten hat, entfernen Sie den Beutel

und übertragen Sie ihn auf eine Platte. Mit frischem Thymian

garnieren.

9.Serve mit Pizza oder Sandwich.

Ernährung: Kalorien: 109 Gesamtfett – 10.1g

Gesamtkohlenhydrat: 5.6g Ballaststoffe: 1.9g Protein: 4.8g

Pilze

Zubereitungszeit: 10 Minuten

Kochzeit: 1 Stunde

Portionen: 4

Zutaten:

•1 Teelöffel Knoblauchpulver

•1 rote Zwiebel, gehackt

•2 Frühlingszwiebeln, gehackt

•1 Tasse schwarze Oliven, entsteint und gehackt

•1 Pfund weiße Pilzkappen

•Salz und schwarzer Pfeffer nach Geschmack

•1 Teelöffel Currypulver

•4 Unzen Frischkäse, weich

•Salz und schwarzer Pfeffer nach Geschmack

Wegbeschreibungen:

1.In einer Schüssel, kombinieren Sie die Frühlingszwiebeln

mit dem Knoblauchpulver und den anderen Zutaten außer

den Pilzkappen, rühren Sie gut und stopfen Sie die Pilze mit

dieser Mischung.

2.Teilen Sie sie in Sous-vide-Beutel, versiegeln Sie sie, tauchen

Sie sie in Ihrem vorgeheizten Wasserofen und kochen bei 180

Grad F für 1 Stunde.

3.Auf einem Teller anordnen und servieren.

Ernährung: Kalorien 204, Fett 12, Ballaststoffe 3,

Kohlenhydrate 7, Protein 14

Dessert

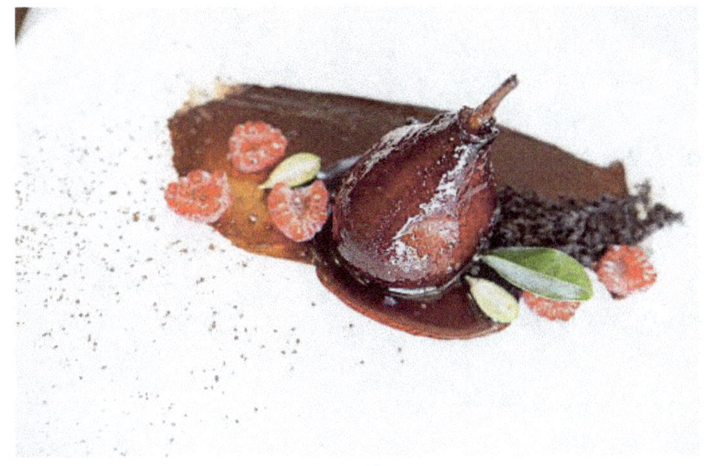

Ingwer Grüne Bohnen

Zubereitungszeit: 10 Minuten

Kochzeit: 25 Minuten

Portionen: 4

Zutaten:

•1 Esslöffel Avocadoöl

•1 rote Chili,gehackt

•1 Esslöffel Ingwer, gerieben

•2 Knoblauchzehen, gehackt

•Salz und schwarzer Pfeffer nach Geschmack

•1 Esslöffel Koriander, gehackt

•2 Tassen grüne Bohnen, getrimmt und halbiert

•1 Esslöffel Zitronenschale, gerieben

•1 Esslöffel Balsamico-Essig

Wegbeschreibungen:

1.In eine Sous-Vide-Tasche, mischen Sie die grünen Bohnen mit essig, Zitronenschale und den anderen Zutaten, versiegeln Sie den Beutel, tauchen Sie in den Wasserofen und kochen Sie bei 160 Grad F für 25 Minuten.

2.Teilen Sie die Mischung zwischen den Tellern und dienen als Beilage.

Ernährung: Kalorien 256 Fett 14 Ballaststoffe 5 Kohlenhydrate 15 Protein 5

Schwarze Johannisbeermarmelade

Zubereitungszeit: 2 Stunden

Kochzeit: 1 Stunde

Portionen: 8

Zutaten:

•Saft von 1 Zitrone

•Zest von 1 Zitrone, gerieben

•2 Esslöffel Wasser

•1/2 Pfund Heidelbeeren

•4 Unzen schwarze Johannisbeere

•2 Tassen Zucker

Wegbeschreibungen:

1.In eine Sous-Vide-Tasche, mischen Sie die Beeren mit der Johannisbeere und den anderen Zutaten, bestreuen, versiegeln Sie den Beutel, tauchen Sie ihn in den vorgeheizten Wasserofen und kochen Sie bei 180 Grad F für 1 Stunde.

2.Teilen Sie in Schüsseln und halten Sie im Kühlschrank für 2 Stunden vor dem Servieren.

Ernährung: Kalorien 100 Fett 2 Ballaststoffe 3 Kohlenhydrate 7

Protein 3

Lime Jam

Zubereitungszeit: 10 Minuten

Kochzeit: 45 Minuten

Portionen: 8

Zutaten:

•2 Esslöffel Kalkschale, gerieben

•2 Esslöffel Limettensaft

•1 Tasse Zucker

•1 Tasse Wasser

•1 Esslöffel Ingwer, gerieben

Wegbeschreibungen:

1.In einen Sous-Vide-Beutel, mischen Sie den Limettensaft mit

dem Zucker und den anderen Zutaten, versiegeln Sie den

Beutel, tauchen Sie ihn in den vorgeheizten Wasserofen und

kochen Sie 45 Minuten bei 160 Grad F.

2.Teilen Sie in Schüsseln und servieren kalt.

Ernährung: Kalorien 162 Fett 2 Ballaststoffe 3 Kohlenhydrate 8

Protein 4

Heißer Blumenkohl

Zubereitungszeit: 10 Minuten

Kochzeit: 20 Minuten

Portionen: 4

Zutaten:

- 1 Esslöffel Avocadoöl

- 1 Teelöffel Chilipulver

- Saft von 1 Limette

- 1 rote Chili,gehackt

- 1 Pfund Blumenkohlblüten

- 2 Knoblauchzehen, gehackt

- Eine Prise Salz und schwarzer Pfeffer

- 1/2 Teelöffel Kurkuma Pulver

- 1/2 Teelöffel Paprikaflocken, zerkleinert

Wegbeschreibungen:

1.In eine Sous-Vide-Tasche, mischen Sie den Blumenkohl mit dem Öl, Chili und den anderen Zutaten, tossen, versiegeln Sie den Beutel und kochen Sie im Wasserofen bei 170 Grad F für 20 Minuten.

2.Unterteilen Sie zwischen Tellern und dienen als Beilage.

Ernährung: Kalorien 166 Fett 13 Ballaststoffe 3 Kohlenhydrate 9.6 Protein 5

Okra Mix und Tomate

Zubereitungszeit: 10 Minuten

Kochzeit: 1 Stunde

Portionen: 4

Zutaten:

- 1 Esslöffel Sojasauce

- 1 Esslöffel Balsamico-Essig

- 1 Teelöffel Chilipulver

- 1 Esslöffel Koriander, gehackt

- Salz und schwarzer Pfeffer nach Geschmack

- 1 Pfund Kirschtomaten, halbiert

- 1/2 Pfund Okra, in Scheiben geschnitten

- 2 Esslöffel Olivenöl

Richtung:

1.In einem Sous-Vide-Beutel, kombinieren Sie die Tomaten mit dem Okra, Öl und den anderen Zutaten, versiegeln, im vorgeheizten Wasserofen untertauchen und 1 Stunde bei 185 Grad F kochen.

2.Unterteilen Sie zwischen Tellern und dienen als Beilage.

Ernährung: Kalorien 165 Fett 11 Ballaststoffe 4 Kohlenhydrate

6 Protein 3

Pilzsalat

Zubereitungszeit: 10 Minuten

Kochzeit: 1 Stunde

Portionen: 4

Zutaten:

• 1 Tasse Kirschtomaten, halbiert

• 1 Tasse Kalamata Oliven, entsteint und halbiert

• 1 Tasse Babyspinat

• 1 Esslöffel Schnittlauch, gehackt

• 2 Esslöffel Avocadoöl

• 1 Pfund Cremini Pilze, in Viertel geschnitten

• 1 Esslöffel Balsamico-Essig

• 2 Esslöffel Rotwein

• 1/2 Teelöffel Chilipulver

• Salz und schwarzer Pfeffer nach Geschmack

Wegbeschreibungen:

1. In einem Sous-Vide-Beutel, kombinieren Sie die Pilze mit

dem Öl, Essig und den anderen Zutaten, werfen, versiegeln

Sie den Beutel, tauchen Sie in den vorgeheizten Wasserofen

und kochen bei 180 Grad F für 1 Stunde.

2.Unterteilen Sie zwischen Tellern und dienen als Beilage.

Ernährung: Kalorien 160 Fett 4 Ballaststoffe 2 Kohlenhydrate 6

Protein 6

Italienische Tomaten

Zubereitungszeit: 10 Minuten

Kochzeit: 1 Stunde

Portionen: 4

Zutaten:

•Salz und schwarzer Pfeffer nach Geschmack

•1 Knoblauchzehe, gehackt

•1 Teelöffel italienische Würze

•1 Esslöffel Dill, gehackt

•1 rote Zwiebel, in Scheiben geschnitten

•1 Pfund Tomaten, in Keile geschnitten

•1 Esslöffel Olivenöl

•1/2 Teelöffel süße Paprika

Wegbeschreibungen:

1.In einem Sous-Vide-Beutel, kombinieren Sie die Tomaten

mit der Zwiebel, dem Öl und den anderen Zutaten, versiegeln

Sie den Beutel, tauchen Sie in den vorgeheizten Wasserofen

ein und kochen Sie 1 Stunde bei 180 Grad F.

2.Teilen Sie die Mischung zwischen den Tellern und dienen

als Beilage.

Ernährung: Kalorien 120 Fett 3 Ballaststoffe 2 Kohlenhydrate 6

Protein 4

Chives Kartoffeln

Zubereitungszeit: 10 Minuten

Kochzeit: 30 Minuten

Portionen: 2

Zutaten:

•2 Esslöffel Butter, geschmolzen

•1 Pfund Goldkartoffeln, geschält und in Keile geschnitten

•2 Esslöffel Balsamico-Essig

•Eine Prise Salz und schwarzer Pfeffer

•1 Esslöffel Schnittlauch, gehackt

Wegbeschreibungen:

1.In eine Sous-Vide-Tasche, mischen Sie die Kartoffeln mit der geschmolzenen Butter und den anderen Zutaten, versiegeln Sie den Beutel und kochen Sie im Wasserofen und kochen Sie bei 180 Grad F für 30 Minuten.

2.Unterteilen Sie zwischen Tellern und dienen als Beilage.

Ernährung: Kalorien 152 Fett 4 Ballaststoffe 4 Kohlenhydrate 12 Protein 5.3

Cremige Birnen

Zubereitungszeit: 10 Minuten

Kochzeit: 50 Minuten

Portionen: 6

Zutaten:

•1 Pfund, entkernt und in Viertel geschnitten

•1 Tasse schwere Sahne

•1/4 Tasse Apfelsaft

•1 Teelöffel Zimtpulver

•1/2 Teelöffel Muskatnuss, gemahlen

Wegbeschreibungen:

1.In eine Sous-Vide-Tasche, mischen Sie die Birnen mit der Creme und den anderen Zutaten, versiegeln Sie den Beutel, tauchen Sie ihn in den vorgeheizten Wasserofen und kochen Sie bei 180 Grad F für 50 Minuten.

2.Teilen Sie in Schüsseln und servieren kalt.

Ernährung: Kalorien 100 Fett 2 Ballaststoffe 2 Kohlenhydrate 6 Protein 4

48.Peaches Schalen

Zubereitungszeit: 10 Minuten

Kochzeit: 30 Minuten

Portionen: 6

Zutaten:

•1/2 Teelöffel Zimtpulver

•1 Teelöffel Vanilleextrakt

•1 Tasse schwere Sahne

•6 Pfirsiche, entkernt und in Viertel geschnitten

•3 Esslöffel Zucker

Wegbeschreibungen:

1.In eine Sous-Vide-Tasche, mischen Sie die Pfirsiche mit dem

Zucker und den anderen Zutaten, versiegeln Sie den Beutel,

tauchen Sie ihn in das vorgeheizte Wasserbad und kochen Sie

bei 183 Grad F für 30 Minuten.

2.Teilen Sie in Schalen und servieren.

Ernährung: Kalorien 125 Fett 3 Ballaststoffe 5 Kohlenhydrate 6

Protein 4

Cheesy Broccoli

Zubereitungszeit: 10 Minuten

Kochzeit: 1 Stunde

Portionen: 4

Zutaten:

•1 Teelöffel Chilipulver

•1 Teelöffel Kreuzkümmel, gemahlen

•1 Esslöffel Ziegenkäse, zerbröselt

•Salz und schwarzer Pfeffer nach Geschmack

•3 Esslöffel Olivenöl

•1 Pfund Brokkoli-Blüten

•1 Knoblauchzehe, gehackt

Wegbeschreibungen:

1.In einem Sous-Vide-Beutel, kombinieren Sie den Brokkoli mit dem Knoblauch, Chili und den anderen Zutaten außer dem Käse, versiegeln Sie den Beutel, tauchen Sie in den vorgeheizten Wasserofen und kochen bei 180 Grad F für 1 Stunde.

2.Brokkoli zwischen Tellern aufteilen, Käse überall bestreuen

und als Beilage dienen.

Ernährung: Kalorien 173 Fett 14 Ballaststoffe 3 Kohlenhydrate

6 Protein 5